Docteur Antoine FLORAND

MÉDECIN DE L'HÔPITAL LARIBOISIÈRE

Indications cliniques des cures hydrominérales et climatiques dans les maladies de la nutrition

(Diabète, Goutte, Rhumatisme chronique)

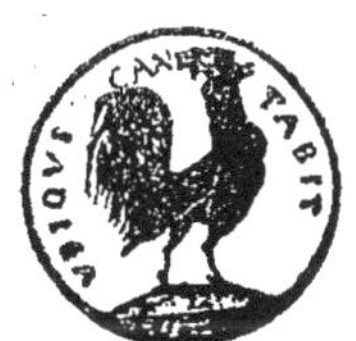

" L'EXPANSION SCIENTIFIQUE FRANÇAISE "

— 23, Rue du Cherche-Midi — PARIS —

1922

Docteur Antoine FLORAND

MÉDECIN DE L'HÔPITAL LARIBOISIÈRE

Indications cliniques des cures hydrominérales et climatiques dans les maladies de la nutrition

(Diabète, Goutte, Rhumatisme chronique)

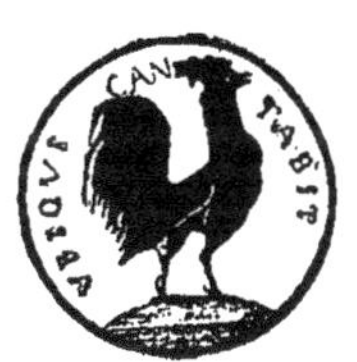

" L'EXPANSION SCIENTIFIQUE FRANÇAISE "

— 23, Rue du Cherche-Midi — PARIS —

1922

Indications cliniques des cures hydrominérales et climatiques dans les maladies de la nutrition

(Diabète, Goutte, Rhumatisme chronique)

Leçon faite à la Faculté de médecine de Paris le 18 février 1922

Par le Dr ANTOINE FLORAND

Médecin de l'hôpital Lariboisière.

MESSIEURS,

Je remercie mon ami le professeur CARNOT d'avoir bien voulu me demander de vous exposer ici les indications hydro-minérales et climatiques dans les maladies de la nutrition. Je ne pourrai vous apporter que ce que j'ai pu retirer de très anciennes connaissances cliniques.

Les maladies de nutrition sont, par-dessus tout, des maladies de clientèle, je pourrai presque dire de clientèle aisée, et la thérapeutique qui s'adresse à ces affections ne peut pas être enseignée à l'hôpital. Aussi, les médecins appelés à exercer leur profession — ce qui est le cas de la grande majorité d'entre vous — terminent le plus souvent leurs études sans rien connaître de ce qui touche à la médication hydro-minérale, et c'est le plus souvent au hasard mauvais d'un guide ou d'un dictionnaire imparfait qu'ils dirigent leurs patients sur telle ou telle station. Quelquefois, leur embarras est tellement grand qu'ils se laissent conduire par la fantaisie de leur malade, au risque de com - dromettre gravement son état de santé.

J'espère vous montrer, au cours de cet exposé, qu'il n'est pas indifférent d'envoyer un diabétique à Vichy, à la Bourboule ou à Royat, un goutteux à Vittel ou à Aix-les-Bains, un rhumatisant à Dax ou à Bourbonne.

La richesse hydro-minérale de notre pays n'a pas d'égale au monde. Elle renferme de quoi parer à toutes les indications et, s'il existe quelquefois à l'étranger des eaux similaires, il n'en existe pas de meilleures. Il convient de protester contre l'envoi abusif aux stations étrangères. Souvent, un besoin d'économie, parfois une nécessité de plus grand confort poussent les malades à aller en Allemagne ou en Suisse. Je ne connais pas aux eaux de ces pays d'autres indications spéciales.

Je n'ai pas à vous dire ici ce que l'on entend par maladies de nutrition et ma tâche en sera singulièrement simplifiée. Je serais très embarrasé s'il me fallait vous donner une explication satisfaisante de la prédisposition morbide, qu'elle s'appelle diathèse ou maladie par ralentissement ou par accélération de la nutrition, qu'elle réponde à un vice congénital et fréquemment héréditaire, qui, pour WIDAL, serait constitué par le déséquilibre des constituants colloïdaux de nos humeurs. Qu'il vous suffise de savoir qu'il existe entre le diabète, la goutte, l'obésité, le rhumatisme chronique, des relations pathogéniques et cliniques permettant d'en faire un groupe morbide spécial, groupe dans lequel on peut faire rentrer les lithiases, l'eczéma, la migraine, l'asthme, pour ne parler que des plus fréquentes.

Nous ne nous occuperons pas plus des causes immédiates des crises aiguës qui surviennent au cours de la diathèse arthritique. Vous les connaissez, d'ailleurs, et nous vous les enseignons chaque jour.

Ce préambule était nécessaire pour vous expliquer que ces affections peuvent, à la rigueur, comporter la même indication hydro-minérale, et que nous envisageons le rapport clinique qui existe entre elles, ce qui nous permet d'éliminer aussi bien le diabète nerveux et le diabète pancréatique, l'obésité d'origine infectieuse et l'obésité d'origine glandulaire, la goutte saturnine, le rhumatisme infectieux. Il existe, pour ces affections, une thérapeutique spéciale qui sort du cadre qui nous est assigné.

Nous dirons, au contraire, que l'on peut concevoir une nouvelle raison de rapprochement entre les maladies de nutrition par l'analyse des faits thermo-minéraux. Ils constituent des raisons évidentes de croire à la parenté des états pathologiques arthritiques. C'est un rapprochement *a posteriori* basé sur l'étude d'un facteur important, celui des résultats thérapeutiques confirmés empiriquement par leur répétition au cours des années. Il n'y a, en effet, pas de raison pour refuser à ce facteur une importance, pour réunir, dans une même famille clinique, les états pathologiques se révélant tous, malgré des différences cliniques parfois très grandes, comme améliorés par un seul et même agent thérapeutique, en l'espèce la cure thermale.

L'application des eaux minérales à la médecine remonte à la plus haute antiquité. Percepied a montré que, bien avant l'époque gallo-romaine, nos lointains ancêtres, perdus dans les brumes de la préhistoire, ont connu plusieurs de ces sources, comme en témoigne la présence de silex taillés, de monnaies gauloises aux abords des puits de Néris, Bourbon-l'Archambault, Bourbonne-les-Bains, Bourbon-Lancy, Vichy, Luxeuil, Ax, etc. ; mais, comme le fait observer Percepied, on peut tout simplement en conclure qu'il existait des groupements humains fixés aux alentours des sources thermales.

Les Grecs, et surtout les Romains, firent un large usage des eaux minérales. Pline, dans son histoire naturelle, nous donne de précieux renseignements sur leurs indications et leur mode d'emploi. Sénèque fournit encore des indications plus précises.

Avec la chute de la civilisation romaine, disparaissent les grands établissements, qui furent repris par les Arabes vers le dixième siècle, puis au Moyen-Age et à l'époque de la Renaissance ; mais il faut arriver à Bordeu pour trouver les premières indications thérapeutiques de l'emploi des eaux minérales dans les maladies chroniques.

Le mode d'action des eaux minérales, demandé d'abord aux analyses chimiques, fut enfin, au dix-neuvième siècle, mis sous la dépendance des phénomènes électriques, de l'ionisation, des ferments métalliques et des colloïdes, enfin de la radio-activité et des gaz rares qui se dégagent des sources thermales.

Les eaux minérales que nous aurons à étudier s'emploient soit en boisson, soit d'une façon externe, en bains, douches, applications locales ou générales, soit à la fois à l'intérieur et à l'extérieur. Nous ne connaissons rien de bien précis sur leur mode d'action et nous savons même que leur degré de minéralisation ne peut pas toujours être invoqué, pas plus que leur thermalité. En boisson, elles peuvent être froides ou chaudes ; en bains et douches, leur thermalité est le plus souvent élevée et leur action paraît meilleure toutes les fois que l'on peut les employer sans modifier leur température. En thèse générale, nous savons que les bains font fonctionner la peau, que le bain chaud augmente l'exhalation d'acide carbonique et l'excrétion d'urée, qu'il diminue au contraire l'excrétion d'acide urique, qu'il calme suivant sa durée et sa température. Suivant leur composition, les bains exercent une action de contact sur les nerfs cutanés et modifient par voie réflexe les échanges. Les bains sulfureux, toniques et excitants, augmentent l'urée et l'acide urique ; les bains salés augmentent l'urée et diminuent l'acide urique. En somme, ils activent les échanges azotés et accroissent l'oxydation des produits de désassimilation des albuminoïdes.

Les boissons chaudes agissent sur la nutrition générale en dissolvant dans les tissus les déchets accumulés. L'eau froide, surtout alcaline, semble dissoudre dans les reins et entraîner mécaniquement l'acide urique précipité dans les voies urinaires

Vous savez que, depuis un certain nombre d'années, on ajoute une grande importance à la radio-activité des eaux minérales et des boues de même ordre. Il semble bien que cette propriété existe et qu'elle joue une grande part dans leur action.

Vous savez aussi que le transport altère d'une façon notable les propriétés thérapeutiques des eaux de boisson.

Il est certain, dans tous les cas, qu'elles agissent d'une façon sûre sur la diathèse elle-même et souvent aussi sur les crises qui surviennent au cours de cette diathèse, en ayant bien soin, cependant, de s'entendre sur ce qu'il est convenu d'appeler une crise.

Un diabétique pourra se rendre à Vichy à un moment où la quantité de sucre constatée dans ses urines sera arrivée à un maximum. Il serait dangereux ou nuisible d'envoyer un goutteux dans une station hydro-minérale en pleine crise ou à un moment trop rapproché du paroxysme de cette crise. Nous reviendrons d'ailleurs sur ces indications à propos de chacune des affections que nous avons à envisager.

Il semble que, depuis quelques années, on a de grandes tendances, dans un but excellent d'ailleurs, mais trop imité de l'étranger, à chercher à renforcer l'action des eaux minérales par l'usage des agents physiques les plus variés. L'électricité, les bains de lumière, la mécanothérapie et bien d'autres agents sont tentés et employés à tour de rôle, souvent sans discernement.

Nous ne nous arrêterons pas à ces pratiques. Tel n'est pas notre rôle d'ailleurs. Mais nous pensons cependant — et nous avons le droit de le dire — que les stations hydro-minérales sortent, en employant ces pratiques, un peu de leur rôle thérapeutique spécial.

La plupart des stations que nous indiquerons sont connues depuis l'époque gallo-romaine, mais leur usage se bornait à l'amélioration et à la guérison des douleurs de rhumatismes : la goutte, l'obésité, le diabète étaient justiciables de procédés fort différents, quand toutefois on les reconnaissait.

De même que, depuis quelques années, on tend à s'adresser aux spécialistes et à abandonner le médecin qui s'occupe du malade en général, on a tenté d'attribuer à chaque station hydro-minérale sa spécialité.

C'est ainsi que Vichy est devenue la station de la lithiase biliaire et du diabète, Vittel celle de la goutte et de certaines formes de lithiase rénale, Royat celle de l'hypertension artérielle.

Nous pourrions envisager de cet e façon les indications hydro-minérales et simplifier ainsi notre tâche. Nous pensons qu'elle serait tout à fait incomplète et qu'elle ne répondrait nullement au but qui nous a été assigné. Nous aurions pu ainsi passer en revue les stations hydro-minérales et dire, chemin faisant, à quelles indications thérapeutiques correspond chacune d'elles. Mais c'est là une chose que vous trouverez facilement dans tous les livres et dans tous les guides, et vous retomberez dans l'embarras que je vous signalais au début de cette leçon.

Chaque station, en effet, réclame, suivant ses tendances, toutes les maladies et prétend les guérir ou se borne au contraire exclusivement à l'une d'entre elles.

Je pense que vous retirerez un bénéfice plus considérable des indications diverses qui se posent dans chacune des affections que nous avons à envisager, indications tirées non de la maladie, mais du malade lui-même, de l'état dans lequel il se présente à vous au moment où il vient vous consulter pour aller aux eaux.

Nous commencerons par le diabète sucré, qui est, de toutes les affections ressortant de la diathèse arthritique, celle qui, comme le font observer le professeur Marcel LABBÉ et le docteur GLÉNARD, se réclame le plus utilement de la thérapeutique hydro-minérale. Les malades de cette catégorie vont souvent, sans le moindre discernement et sans le moindre conseil médical, boire leur guérison à la même source, sans se préoccuper le moins du monde de la forme de leur diabète, des complications qu'il présente.

Le médecin devra, au contraire, fournir au malade des indications précises, en s'inquiétant non pas seulement du trouble glyco-régulateur du foie et de la quantité de sucre, mais de son métabolisme azoté, de son acidose, des troubles variés de la nutrition qui l'accompagnent. Il devra, en tout état de cause, prévenir le malade que, pendant sa cure, il aura à continuer rigoureusement le régime prescrit par son médecin, que ce régime est la condition essentielle de la réussite de sa cure d'eau.

Nous ne savons pas, il faut bien le dire, comment agissent les cures hydro-minérales sur le diabète. Tout au plus, savons-nous que les eaux de Vichy agissent sur le diabète sans dénutrition azotée et qu'elles sont plutôt nuisibles aux malades qui présentent de la dénutrition azotée.

Nous enverrons à Vichy le diabète hépatique de LABBÉ, c'est-à-dire le diabète à gros foie, à langue saburrale, à digestion lente parfois accompagnée de selles pâteuses diarrhéiques. Ce malade est souvent un obèse plus ou moins gros mangeur, parfois alcoolique. Il se plaint de lassitude et de douleur dans les jambes. Il peut n'avoir pas de polydipsie, et, le plus souvent, il vient consulter pour des symptômes accessoires qui conduisent à l'examen des urines, dans lesquelles on trouve fréquemment du sucre en assez grande quantité, souvent aussi une quantité indosable d'albumine. C'est un malade qui est le triomphe de la cure alcaline et surtout de la cure de Vichy, quelles que soient d'ailleurs l'ancienneté de sa maladie, la gravité au moins apparente de ses symptômes. Soif, polyurie, sécheresse de la bouche et de la peau, irritabilité du caractère, lassitude et insomnie s'apaisent à Vichy, tandis que la glycosurie s'atténue toujours, disparaît souvent, et que l'azoturie revient à ses proportions normales. L'amélioration est si rapide que les malades, étonnés eux-même de cette transformation, se croient guéris et en oublient toutes les règles diététiques sans lesquelles — il faut le proclamer bien haut — aucune guérison définitive ne saurait être obtenue. Au prix de ces règles, qui peuvent être faites moins sévères après la cure, on peut voir l'amélioration persister pendant des mois, souvent jusqu'au moment éloigné où le besoin d'une nouvelle cure se fait sentir. Les complications résultant directement de la glycosurie sont justiciables de la cure de Vichy, qui semble faciliter la circulation en fluidifiant le sang et les humeurs.

Telles sont les anesthésies ou hyperesthésies partielles si souvent prédominantes aux membres inférieurs, les éruptions papuleuses et pustuleuses avec sphacèle superficiel, les furoncles qui se trouvent si bien de l'hydrothérapie associée au traitement.

Les diabétides cutanées à forme eczémateuse s'amendent rapidement. Les vulvites, les balanites, le phimosis diabétique cèdent à quelques bains. La cure influence très heureusement le diabétique qui doit être soumis à une opération. L'amblyopie légère paraît diminuer ; la cataracte n'est nullement influencée.

Les glycosuriques de tout âge peuvent être envoyés à Vichy. La grossesse et l'allaitement constituent des indications formelles de la cure. La tuberculose pulmonaire, complication fréquente du diabète, est, à partir du second degré et dans sa forme cogestive, une contre-indication formelle.

Il en est de même des diabétiques avec hypertension artérielle et sclérose rénale avec insuffisance cardiaque, de ceux avec dénutrition et consomption, enfin des malades atteints de gangrène même au début.

On a souvent accusé la cure de Vichy d'affaiblir les diabétiques. Vous pensez bien, Messieurs, qu'il ne peut s'agir que des diabétiques qui présentent une contre-indication formelle à l'envoi aux eaux de Vichy.

Il est évident que Vichy n'est pas la seule, l'unique station dans laquelle on peut et on doit envoyer le diabète hépatique. Nous verrons tout à l'heure quelles sont les stations sur lesquelles il convient d'envoyer les diabétiques qui semblent ne pas devoir bénéficier d'une façon suffisante des eaux de Vichy, uniquement eau calcaire bicarbonatée, sodique, forte. Mais il convient, avant de terminer ce qui a trait aux indications des eaux alcalines de même nature, de citer les stations de Pougues, de Vals, du Boulou, de Brides, station importante sur laquelle nous reviendrons quand nous parlerons de la cure hydro-minérale de l'obésité.

La Bourboule, à la fois eau bicarbonatée, chlorurée, sodique, arsenicale forte (3 grammes environ par litre), à radio-activité élevée, est, par sa composition même, indiquée chez les diabètes arthritiques débilités en voie d'amaigrissement et de dénutrition, qui ont besoin en même temps d'une cure hydro-minérale, d'une cure d'air et d'altitude.

L'action de la cure est rapide. Le sucre diminue, l'urée revient à son chiffre normal. L'arsenic paraît être le grand réducteur de l'hyperfonction de la cellule hépatique. Les forces, l'énergie physique et intellectuelle reviennent rapidement. Les accidents cutanés disparaissent ou s'améliorent, de même que les troubles névritiques. Vous savez quelle est l'heureuse influence de la cure arsenicale dans le diabète. L'eau de la Bourboule est mieux tolérée que les préparations pharmaceutiques. Elle doit être administrée avec une extrême prudence.

Est-ce à dire que la forme bénigne du diabète ne relève absolument que du groupe des eaux de Vichy, Vals, le Boulou ou même Pougues, et pas de la Bourboulé ?

Nous nous élevons énergiquement contre cette manière

de voir ; car nous avons observé à la Bourboule des succès en tous points comparables à ceux obtenus à Vichy dans le diabète floride simple, mais à la condition expresse qu'il ne s'agisse pas de gastropathies hyperpeptiques. Cette contre-indication est fonction de la richesse de l'eau de la Bourboule en chlorure de sodium, tandis que l'indication des eaux bourbouliennes dans le diabète simple est fonction de la richesse de ses eaux en bicarbonate de soude unie à la présence d'une quantité notable d'arsenic.

Nous ne saurions donc trop nous élever contre la légende que la Bourboule ne convient qu'aux diabétiques dont Vichy ne prend pas la charge. Sauf la contre-indication que nous venons de signaler, la cure thermale à la Bourboule convient aussi bien que celle de Vichy aux diabétiques florides.

Par contre, les diabètes avec dénutrition, hyperazoturiques, chez lesquels la cure purement bicarbonatée sodique ne donne (M. LABBÉ) que des résultats transitoires ou même inconstants, sans aucune réduction de la glycosurie, ces diabètes peuvent être améliorés, et à un point souvent inespéré, par la cure thermale à la Bourboule.

C'est la constatation de l'azoturie nocturne qui sera, pour le médecin traitant, la pierre de touche lui permettant de ne jamais envoyer un pareil malade à la cure bicarbonatée sodique pure, qui présente des dangers.

A Vittel, on devra envoyer les glycosuries modérées, à type alimentaire ou à type intermittent, survenant d'une façon passagère chez les malades uricémiques présentant de la goutte ou de la gravelle par intermittences, avec albuminurie de même origine. Il sera contre-indiqué d'y envoyer des diabètes à grosse quantité de sucre, surtout quand ils présentent de l'acidose.

A Royat, eau alcaline lithinée, légèrement arsenicale, on enverra, tant pour la boisson que pour les bains carbogazeux, les diabétiques arthritiques à tendance à l'obésité, à l'hyperazoturie par dénutrition surtout nocturne, avec albuminurie et très légère hyperazotémie, ceux chez lesquels l'hypertension semble plus dangereuse que la glycosurie, ceux aussi qui ont de la tendance à l'artérite obli-

térante, aux hémorragies rétiniennes, aux rétinites albu-
minuriques ou azotémiques.

On a signalé l'action favorable des eaux de Royat sur
les manifestations cutanées du diabète, sur l'inflammation
chronique des muqueuses buccales et pharyngées.

Je me permets, Messieurs, de vous donner en terminant
un résumé, que j'emprunte à la « Clinique hydrologique »,
des indications des différentes eaux appliquées à la cure
générale du diabète.

Aux eaux bicarbonatées sodiques fortes, Vichy, Château-
neuf, Vals, le Boulou, vous enverrez les diabétiques sans
dénutrition de M. Labbé, les anhépatiques de Gilbert,
ceux dont le diabète est récent avec foie défectueux. A
Vichy, surtout à Brides (sulfatée carbonatée), vous enverrez
les obèses pléthoriques, congestifs, constipés.

Aux eaux arsenicales fortes, bicarbonatées ou lithinées,
la Bourboule, Royat, Vic-sur-Cère, Vals, vous enverrez les
diabétiques avec dénutrition, avec azoturie, quelquefois
avec albuminurie, les hyperhépatiques de Gilbert.

Si le diabétique présente des complications nerveuses,
névrites, névralgies, vous l'enverrez à Plombières, Bourbon-
Lancy, Néris. S'il est déprimé, asthénique, vous lui pres-
crirez la Bourboule ou Saint-Nectaire. S'il est excitable,
Pougues, les eaux vosgiennes, Capvern lui apporteront du
soulagement. S'il présente des troubles respiratoires, vous
l'enverrez au Mont-Dore ou à la Bourboule. S'il a de l'albuminurie ou du diabète albumineux, que l'on a récemment
cherché à faire renaître, Saint-Nectaire, Évian dans le
premier cas, et dans le second cas Vichy, Vals, la Bourboule, Saint-Nectaire trouveront leur indication. Les dyspeptiques iront à Pougues et à Vichy, les hépatiques et
lithiasiques à Vichy, Vals, le Boulou et Brides, les intestinaux à Plombières, Châtel-Guyon et Brides.

Climats marins de l'Océan, Nord et Manche, en belle
saison, pour diabétiques florides ou un peu affaiblis.

En hiver, Riviéra ou Pau et Alger.

En été, montagne avec altitude de 6 à 1.200 mètres.

OBÉSITÉ

Si Vichy est la principale indication hydro-minérale du diabète, Brides-les-Bains peut être considérée comme la station des obèses, en proclamant bien haut qu'il n'est pas de station minérale pour les obèses. Ils doivent avant tout, même aux eaux, suivre un régime et avoir une hygiène spéciale.

L'eau de Brides est une eau thermale sulfatée, sodique et magnésienne, chlorurée sodique et calcique. Elle est laxative, même purgative, à fortes doses, et avant tout cholalogue. Elle provoque, dès le début de la cure, une diurèse abondante, abaisse rapidement la tension artérielle et décongestionne le foie.

On enverra surtout à Brides les obèses pléthoriques et florides à gros foie, à tension élevée.

La cure non seulement n'est pas déprimante, mais le malade éprouvera rapidement une sensation d'euphorie, avec réveil de l'activité morale et physique. L'obèse atone, lui-même, avec surcharge graisseuse du cœur, se trouvera bien à Brides d'une cure dirigée avec une grande modération et aidée des bains carbo-gazeux de Salins-Moutiers ou de Châtel-Guyon.

A Vittel, on pourra envoyer les obèses à alimentation trop riche, à vie sédentaire, à terrain uricémique.

L'obèse arthritique sanguin, sujet aux indigestions stomacales et intestinales, aux débâcles biliaires, aux coliques hépatiques, se trouvera bien de Vichy s'il veut y prolonger sa saison au delà des limites ordinaires de trois semaines. Mais, encore une fois, la cure hydro-minérale sera, dans le cas d'obésité surtout, un complément venant agir sur le foie, sur l'intestin et permettant à l'obèse de mieux supporter sa cure de régime et d'exercice.

L'obèse albuminurique ira à Saint-Nectaire ; l'hypertendu artério-scléreux, à Royat.

GOUTTE

Tout autres sont les indications hydro-minérales de la goutte, et de nombreuses stations réclament le privilège de la modifier, voire même de la guérir.

Cependant, les eaux qui s'adressent à la goutte sont plus fréquemment utiles par la régularisation qu'elles apportent au fonctionnement d'organes particuliers que par leur action directe souvent hypothétique sur la nutrition générale.

Le choix de la station thermale devra donc être guidé surtout par la nature et la localisation des troubles fonctionnels accusés par les malades. En tout état de cause, le goutteux n'ira aux eaux qu'après la disparition totale de l'attaque. S'il n'existe aucun reliquat articulaire, la cure de boisson suffira. Dans le cas contraire, on devra combiner la cure de boisson avec une cure thermale externe. Le malade devra suivre ce traitement très lentement, progressivement, et ne pas se départir de l'hygiène habituelle du goutteux.

Le médecin devra toujours éviter à son malade une cure trop énergique constituée par des eaux fortement minéralisées, et, en particulier, des eaux sulfureuses, sauf celle d'Aix-les-Bains, à sulfuration extrêmement faible. Il devra, dans tous les cas, s'assurer de la perméabilité rénale de son malade.

Aux goutteux florides, à type gastro-hépatique ou hépato-intestinal, gros mangeur avec dyspepsie, à crises franches et espacées, on conseillera les eaux bicarbonatées ou sulfatées sodiques.

Vichy vient en première ligne avec la Grande Grille, l'Hôpital, les Célestins, et on peut dire que, pendant une longue période du siècle dernier, les goutteux ont formé la partie importante de la clientèle de cette station. Plus tard, sous l'influence de certaines appréhensions au sujet de l'effet trop actif des alcalins, on s'est borné à envoyer à Vichy les goutteux sujets aux troubles gastriques intestinaux ou biliaires.

Aux mêmes indications correspondent les eaux de Vals, les eaux de Pougues à minéralisation moindre, celles de Châtel-Guyon et surtout celles de Brides-les-Bains, qui, par leurs effets à la fois laxatifs et diurétiques, les améliorent notablement en décongestionnant leur foie et leurs reins, en abaissant leur tension, en facilitant la résorption de leurs dépôts uratiques.

Les goutteux du type angio-néphrétique, qui présentent, à côté de crises articulaires typiques, des signes permanents d'auto-intoxication, des manifestations viscérales et cutanées légères mais durables, un peu d'hypertension, une insuffisance rénale atténuée, seront justiciables, au contraire, des eaux faiblement minéralisées des Vosges : Vittel, Contrexéville, Martigny, celles de Capvern et d'Aulus qui, puissamment diurétiques, réalisent un véritable lavage de l'organisme.

L'élimination de l'acide urique et des urates augmente d'une façon notable, se fait par décharges intermittentes et se prolonge après la cure. Les calculs du rein ou de la vessie peuvent être partiellement solubilisés et expulsés. Les manifestations toxiques de la diathèse s'atténuent, la tension s'abaisse.

La cure fera parfois la preuve de l'origine goutteuse de certaines manifestations d'origine discutable, telles que congestions pharyngées, manifestations bronchiques, troubles oculaires, migraines. Il sera bon de la continuer à domicile dans l'intervalle des cures.

Si la sclérose rénale est plus accentuée, on aura recours aux eaux d'Évian et de Thonon, à minéralisation à peu près nulle, mais assez fortement diurétiques et susceptibles de réaliser une cure de lavage utile.

Les goutteux du type névropathique tireront des eaux minérales un moins grand bénéfice que ceux des types précédents. Cependant, elles pourront encore leur être favorables en tonifiant et régularisant les fonctions de leur système nerveux. On les enverra à Néris, Plombières, Bagnères-de-Bigorre. S'ils sont déprimés, s'ils sont hypertendus ou aortiques, on les dirigera sur Royat. Royat est, en effet, la meilleure station, la vraie cure pour les goutteux atypiques, aortiques, qui, au lieu de faire l'accès franc, présentent des troubles viscéraux, des troubles vasculaires, des bronchites alternant avec des poussées de glycosurie ou d'eczéma, de la dyspepsie flatulente.

S'ils ont de l'albuminurie goutteuse sans sclérose rénale, les eaux de Saint-Nectaire seront indiquées. Dans les cas d'anémie assez prononcée, les eaux de Forges et de Bussang sont propres à remonter l'état général fléchissant. Ces eaux, susceptibles parfois de faire reparaître les poussées articulaires disparues depuis longtemps chez ceux qui n'ont plus que des manifestations viscérales, ont parfois, de par cette action, un effet favorable marquant un temps d'arrêt dans l'évolution de la maladie.

La localisation particulière des accidents de la goutte peut ajouter des indications nouvelles à celles déjà fournies.

Les déformations et les raideurs articulaires sans douleurs seront justiciables des eaux sulfureuses faibles ou, comme nous le verrons tout à l'heure, à propos du rhumatisme chronique, des eaux thermales chlorurées sodiques : Bagnoles de l'Orne sera indiquée dans les œdèmes et troubles circulatoires consécutifs aux phlébites goutteuses.

Vous voyez, Messieurs, qu'il n'est pas de diathèse qui comporte plus d'indications hydro-minérales de toutes sortes. Il n'en est pas non plus, comme je l'ai déjà écrit, qui présente des manifestations plus variées. L'âge de la goutte, sa modalité clinique, la nature de ses manifestations symptômatiques, doivent toujours entrer en ligne de compte dans le choix d'une station thermale. Ses indications peuvent également varier avec les années. Il sera souvent impossible de trouver, dans la même station, tous les éléments utiles à la guérison ou au soulagement des malades. Il sera parfois nécessaire de prescrire deux cures séparées par un intervalle de repos. Il faudra, dans tous les cas, tenir le plus grand compte de l'état du malade, de son degré de résistance, et ne pas risquer de lui faire perdre le bénéfice du moyen thérapeutique le plus efficace de cette diathèse.

Il sera peut-être utile pour vous d'avoir un résumé des indications hydro-minérales dans la goutte, résumé que j'emprunte au traité de clinique hydrologique.

Le candidat à la goutte ou neuro-arthritique devra être

dirigé sur le Mont-Dore, la Bourboule, Royat, s'il présente des troubles respiratoires ; à Uriage, à Saint-Gervais s'il présente des manifestations cutanées. Les dyspeptiques, les sujets vigoureux iront à Vichy, à Vals ou au Boulou, les affaiblis à Pougues, aussi bien que les lithiasiques, qui pourront également être envoyés à Vittel, Évian, Contrexéville, Martigny. Les obèses iront à Brides, Châtel-Guyon, Santenay. Les goutteux torpides qui présentent des séquelles de goutte articulaire iront à Aix-les-Bains, à Bourbonne, à Bourbon-l'Archambault. On enverra les excitables à Plombières, Néris, Bourbon-Lancy, et ceux qui sont trop sensibles à l'action des bains à Contrexéville, Vittel, Martigny, Aulus, Capvern. Les goutteux cardio-rénaux se trouveront bien d'Évian, Vittel, Contrexéville, Martigny, Royat, Bourbon-Lancy.

Dans la goutte compliquée de troubles dyspeptiques précoces, on aura recours à Vichy, à Vals ; de pléthore abdominale, à Châtel-Guyon et à Brides ; de dyspepsie tardive, à Pougues, Royat, Saint-Nectaire, Vittel, Évian, Contrexéville, Aulus ; de congestion du foie, à Vichy, Châtel-Guyon et Brides ; de gravelle urique, à Évian, Santenay, aux eaux des Vosges ; d'albuminurie, à Saint-Nectaire et Évian ; de glycosurie, à Vichy et Vals ; d'asthme au Mont-Dore et à la Bourboule ; de névralgies ou névrites ou de lésions articulaires ou musculaires, suivant le degré de résistance ou d'excitation : les premiers à Aix, Bourbon-l'Archambault, Bourbonne-les-Bains ou aux boues de Dax, Saint-Amand, Barbottan ; les seconds à Néris, Plombières, Bourbon-Lancy.

RHUMATISME CHRONIQUE

Il me reste maintenant, Messieurs, à vous donner les indications hydro-minérales dans le rhumatisme chronique. C'est la partie la plus difficile de ma tâche, tant à cause des variétés d'origine, des variétés de formes du rhumatisme chronique, de son polymorphisme extrême,

qu'à cause des multiples stations thermales qui en reven-
diquent le traitement et la guérison.

Si l'on s'entend à peu près quant aux concepts anatomo-
cliniques exprimés par les mots goutte, diabète, obésité,
il n'en va pas de même pour le mot rhumatisme. L'usage
a donné à ce mot un sens vague, imprécis, très défectueux,
mais nous n'avons pas ici à discuter cette terminologie
et nous donnerons le nom de rhumatisme chronique à
toutes les manifestations articulaires à développement et
à évolution lents, s'accompagnant le plus souvent de déformations mono ou polyarticulaires et aussi d'ankylose plus
ou moins marquée se manifestant chez un arthritique.

Syndrôme clinique trophonévrotique à prédominance
articulaire d'origine toxi-infectieuse ou dyscrasique, ces
deux ordres de cause pathogénique pouvant être isolés,
combinés ou subordonnés.

A l'inverse de nos confrères étrangers, nous pensons que
les méthodes thérapeutiques accessoires : chaleur, lumière,
mécanothérapie, électricité, voire même radiothérapie et
radiumthérapie, doivent être relégués au second plan et
employés à titre exceptionnel dans les stations thermales.

Nous nous occuperons surtout ici des rhumatisants
chroniques qui présentent chez leurs ascendants ou leurs
collatéraux une des maladies par troubles de la nutrition,
telles que la goutte, le diabète, l'obésité, la lithiase, l'asthme
et qui, à la suite d'une intoxication ou d'une auto-intoxication, de troubles hépatiques, d'altération des glandes
vasculaires sanguines, peuvent présenter des localisations
mono ou polyarticulaires des grandes et petites jointures,
y compris celles de la colonne vertébrale.

Prise au début, la polyarthrite déformante est susceptible, sous l'influence du traitement hydro-minéral, sinon
de régression tout au moins d'arrêt, tandis que plus tard
le traitement pourra devenir tout à fait inutile et tout au
plus susceptible de diminuer les douleurs.

A ces malades du début, s'il s'agit d'hommes relative
ment jeunes, de 30 à 40 ans, de souche arthritique surtout
goutteuse, à vie sédentaire avec écarts de régime, à troubles
digestifs avec tendance à l'hypertension artérielle, présentant déjà des douleurs articulaires d'abord passagères,

fugaces, mobiles, mais entraînant déjà une impotence fonctionnelle relative avec tendance à la raideur, on prescrira une cure de Vichy ou de Pougues pour combattre les troubles dyspeptiques, une cure de diurèse à Évian, Thonon, Vittel, Contrexéville, Martigny, Capvern pour combattre la mauvaise épuration urinaire ; une cure à Bains-les-Bains, Luxeuil, Néris, Plombières, Bourbon-Lancy pour calmer les douleurs articulaires.

Plus souvent peut-être, vous vous trouverez en présence de femmes à la période de la ménopause présentant des douleurs vagues de très grande mobilité, ou bien, au contraire, des douleurs d'abord localisées aux genoux, avec épanchement léger et craquements, puis s'étendant bientôt aux articulations des phalanges des mains avec prédominance dans l'articulation métacarpo-phalangienne des pouces.

Souvent enfin, vous rencontrerez des malades présentant soit des nodosités d'Héberden, avec synoviale et extrémités osseuses épaisses, cartilages érodés entraînant de la raideur articulaire et du gonflement, soit à la suite d'une poussée aiguë dont la résolution ne se fait pas, une série de poussées successives qui, peu à peu, conduisent à la polyarthrite déformante. Les doigts sont effilés, déformés, comme atrophiés, immobiles, à l'exception du pouce moins immobilisé que les autres doigts. La peau des mains est lisse, luisante, présentant par places un aspect porcelainé avec craquelures ou bien une pigmentation d'un brun foncé. Les mouvements de ces articulations ainsi déformées sont très pénibles, parfois atrocement douloureux. Ils entraînent des crampes, des contractions, puis arrive la période des rétractions tendineuses sur lesquelles l'action des eaux est nulle ou à peu près. Il est indispensable, dans ces formes, d'agir de très bonne heure, peu après le début des accidents, à l'aide d'eaux très sédatives que nous indiquerons tout à l'heure.

Enfin, une dernière forme de la maladie sera constituée par le rhumatisme déformant sénile, qui arrive après 50 ans chez des individus à santé toujours assez bonne qui, sans crise douloureuse très nette, arrivent d'une façon lente et progressive à des déformations articulaires n'entraînant jamais une impotence trop accusée.

Telles sont les variétés du rhumatisme chronique par troubles de nutrition dont nous avons à envisager la thérapeutique thermale, et cet exposé clinique était nécessaire pour nous permettre de poser les indications de cette médication.

Nous avons laissé de côté à dessein, bien que la distinction soit un peu factice et la thérapeutique thermale identique, le rhumatisme chronique succédant à la fièvre rhumatismale polyarticulaire aiguë envisagée comme maladie infectieuse, à la blennorrhagie, à la tuberculose, à toutes les maladies infectieuses telles que la scarlatine, la pneumonie, l'infection puerpérale, etc., aussi bien que les arthropathies d'origine médullaire.

Nous terminerons enfin cet exposé en disant quelques mots de ces douleurs vagues qualifiées tantôt de rhumatismales ou de goutteuses, tantôt de rhumatisme nerveux survenant chez des sujets héréditairement prédisposés, commençant souvent dès l'enfance pour s'accentuer dans l'adolescence et l'âge mûr, favorisés par la vie sédentaire ou le surmenage ou les excès de toute nature, s'accompagnant de troubles nerveux de toute espèce et se montrant d'une façon intermittente sans jamais guérir complètement. Ces douleurs siègent tantôt dans les articulations, tantôt, et plus souvent, dans les muscles, surtout ceux de la région cervicale et sacro-lombaire, tantôt sur le trajet des nerfs. Je vous en parle, car ces malades constituent peut-être la majorité de ceux qui fréquentent les stations thermales, et ce sont ceux qui viendront le plus souvent vous demander de leur donner une indication hydro-minérale.

La cure climatique devra tenir une large place dans la prescription que vous ferez à ces malades. Vous les enverrez, quand vous penserez que l'altitude leur est nécessaire, aux eaux sulfureuses que nous étudierons tout à l'heure, aux eaux arsenicales quand leur état général est languissant et la tuberculose menaçante, aux eaux sédatives (Néris, Plombières, Évaux, Chaudesaigues), quand leur état névropathique dominera la scène.

Nous aurions désiré, au lieu de faire une énumération toujours un peu fastidieuse des stations et des malades que l'on peut y envoyer, dire quelles sont les formes de rhumatisme que l'on peut adresser à telle ou telle station ; mais il nous a paru absolument impossible d'adopter ce dernier plan.

Il est en effet souvent malaisé de distinguer parmi ces affections celles qui appartiennent au rhumatisme et celles qui dépendent de la goutte ; il est préférable de s'en tenir à la notion de diathèse.

Quelle que soit sa forme, mono, oligo ou polyarticulaire, aussi bien que son origine, l'indication essentielle devra être surtout tirée de la réaction individuelle du malade (suivant qu'il est torpide, névropathe), de son âge, de ses complications, de l'état de ses divers appareils.

Nous avons envisagé jusqu'ici trois affections : diabète, goutte et obésité, dans lesquelles la cure hydro-minérale se fait à l'aide d'une eau chaude ou froide qui agit par ingestion. Dans ces affections, la balnéation est employée tout au plus à titre de complément souvent utile, jamais indispensable. Dans le rhumatisme chronique, au contraire, le malade subit un traitement presque uniquement basé sur le bain ou la douche, et l'ingestion d'eau passe, quand elle est jugée utile, au second plan. Ces eaux sont, bien entendu, toutes thermales à des degrés assez différents, et on peut les diviser en trois grandes classes : les eaux sulfureuses, les eaux chlorurées sodiques bicarbonatées mixtes ou bicarbonatées sodiques, hyperthermales, radio-actives, et enfin les boues végéto-minérales sulfureuses ou non. Toutes ces eaux, très anciennement connues et très anciennement utilisées aussi, semblent agir à la fois sur le terrain et sur les symptômes douloureux.

Nous ne reviendrons pas sur les douleurs rhumatismales qui surviennent au cours de la goutte — nous avons suffisamment posé les indications qui leur reviennent — nous nous occuperons uniquement du rhumatisme chronique déformant, envisagé aussi bien dans sa phase douloureuse que dans sa phase de déformation, d'ankylose complète ou partielle avec atrophie musculaire, sans d'ailleurs chercher à déterminer sa cause, recherche difficile et qui sort du cadre qui nous a été tracé.

Les eaux sulfureuses, très nombreuses dans les régions montagneuses de la France, surtout dans les Pyrénées, sont celles qui ont été le plus anciennement employées dans le rhumatisme. Dans ces dernières années, on a montré le rôle particulièrement résolutif et sédatif dévolu au soufre dans le traitement des rhumatismes chroniques. La pratique avait précédé la théorie ; l'une et l'autre sont d'accord maintenant.

En tête des eaux sulfureuses tout à fait indiquées, il faut citer les deux grandes stations pyrénéennes, Cauterets et Luchon. Parmi celles qui se sont pour ainsi dire spécialisées, il convient de placer Barèges, Bagnères-de-Bigorre, Ax-les-Thermes et Dax.

Barèges, la station la plus élevée de France (1.250 m.), la plus chaude et la plus chargée en monosulfure de sodium, est la plus énergique tant par ses bains de piscine et de vapeur que par ses irrigations et ses douches. On y enverra surtout les arthrites déformantes datant de longtemps et rebelles à tout traitement, en ayant bien soin d'éviter d'y envoyer le rhumatisme qui, de près ou de loin, peut se rapprocher de la goutte. On emploiera aussi en applications locales la Barégine, produit très complexe étudié récemment par MOLINÉRY et DUFRÉNOY, et constituée en partie par des algues dites sulfureuses qui, après avoir absorbé du soufre, en excrètent à leur tour, et ce soufre est doué de propriétés diastasiques.

La haute altitude de Barèges, en favorisant les échanges respiratoires, en augmentant les déchets uréogéniques, aide ainsi à l'action modificatrice des eaux.

A Bagnères-de-Bigorre, on enverra les arthrites douloureuses, les rhumatismes chroniques encore rapprochés de leur stade aigu, ceux dont les localisations encore mal établies font que le malade souffre tantôt d'une articulation tantôt d'une autre. La sédation est la note dominante de Bagnères-de-Bigorre.

Le rhumatisant goutteux chronique aux grosses déformations et tendance ankylosante se trouvera mieux à Ax-les-Thermes, qui présente la gamme la plus complète, avec ses soixante sources, des eaux thermales et hyperthermales sulfurées sodiques.

Aix-les-Bains, avec ses deux sources à débit considérable, son établissement modèle remarquablement organisé, convient beaucoup plus au rhumatisme chronique succédant au rhumatisme articulaire aigu et aux manifestations douloureuses abarticulaires, aux douleurs névralgiques, névritiques et musculaires, au rhumatisme goutteux à une période très éloignée des accès, aux suites des arthrites infectieuses qu'au rhumatisme chronique proprement dit.

Enfin, pour en terminer avec les eaux sulfureuses très chaudes dans lesquelles on pourra envoyer les rhumatisants chroniques, signalons Bagnols-de-Lozère et Vernet-les-Bains, stations dans lesquelles l'installation laisse un peu à désirer et qui, peut-être pour cette raison, sont moins fréquentées.

Dax, eau hyperthermale sulfatée calcique, ayant l'immense avantage d'avoir son établissement ouvert toute l'année, peut à bon droit revendiquer la première place parmi les stations françaises et même étrangères dans le traitement du rhumatisme chronique sous toutes ses formes.

Vous savez tous que la caractéristique des pratiques thermales de Dax, sa raison d'être pour ainsi dire, est la fangothérapie ou le traitement par les boues. Ces boues végéto-minérales, dont nous n'avons pas ici à donner la composition, sont noirâtres, douces au toucher, onctueuses et dégagent une odeur peu prononcée d'hydrogène sulfuré. Elles paraissent être le siège de décompositions et de phénomènes d'ordre végétatif et chimique, aussi bien que de radio-activité très appréciable, qui leur donnent leurs propriétés thérapeutiques. Elles sont données en bains entiers ou demi-bains, en bains partiels, en applications locales appelées aussi illutations.

A Dax, enfin, on peut faire une cure de boisson d'eau sulfatée calcique qui facilite, par sa diurèse, l'élimination des déchets organiques mobilisés par la pratique du traitement externe.

On aura bien soin d'envoyer à Dax les malades sortis d'une période aiguë et on devra les prévenir que le traite-

ment produira souvent chez eux, au début, une excitation
générale de tous les organes, d'où des conge. tions passagères
et du réveil de la douleur. Bientôt la douleur cessera ; mais
il faudra attendre parfois un temps assez long pour arriver
à la diminution des exsudats, à la résorption graduelle des
épanchements, à la réapparition des fonctions musculaires.

Saint-Amand-les-Eaux, dans le Nord, est également une
station de boues végéto-minérales sulfureuses et ferrugineuses qui possède une action sédative et résolutive puis-
sante dans toutes les formes du rhumatisme chronique,
quelle que soit son ancienneté, quel que soit aussi l'âge
des malades. Les Allemands sont venus à Saint-Amand
en 1914, se sont servis de l'établissement, ont expédié des
boues en Allemagne et, forcés de partir plus vite qu'ils
n'étaient entrés, ils ont, en partant, détruit l'établissement
suivant leur noble habitude. Il est actuellement en voie de
reconstruction.

Barbotan, dans le Gers, est une des quatre stations françaises où sont utilisées les boues végéto-minérales en com-
binaison avec les eaux sulfureuses et carbo-gazeuses et
des eaux froides ferrugineuses contre le rhumatisme chronique

Il nous reste à étudier maintenant les eaux thermales
chlorurées sodiques, leur action générale sui le rhumatisme
chronique, les variétés de cette affection qui peuvent y être
envoyées, les indications spéciales de chacune de ces stations. Quelques-unes d'entre elles tiennent la première
place ; on les rencontre surtout dans le Plateau Central et
les Vosges.

Bourbon-Lancy, avec sa faible minéralisation, a des propriétés radio-actives importantes dans les gaz émanés des
sources et dans l'eau elle-même. C'est la station la plus
riche en gaz rares. Son action générale est la sédation et la
stimulation douce, en même temps que la régularisation
circulatoire et l'influence euthropique. On enverra donc
surtout à Bourbon-Lancy le rhumatisme primitivement
chronique, avec déformation des jointures, surtout s'il
s'offre sous une forme irritable et douloureuse, s'il présente
des poussées subaiguës fréquentes et enfin, par-dessus tout,
s'il y a coexistence, chez le malade, de lésions organiques

bien compensées du cœur et des vaisseaux. Il existe à Bourbon-Lancy une source, celle de la Reine, qui, ingérée même en petite quantité, est un adjuvant précieux du traitement externe administré sous forme de bains, douches sous-marines, bains de vapeurs et d'étuve à 48°, permettant d'utiliser au maximum les effets électriques et radio-actifs de l'eau sortant du griffon.

Bourbon-l'Archambault, plus minéralisée que Bourbon-Lancy, comprend presque uniquement un traitement externe. Ses eaux sédatives et radio-actives conviennent surtout aux rhumatisants hyperesthésiques, aux congestifs ayant besoin cependant d'une action stimulante. Les anémiés, les affaiblis, les gens âgés et les enfants s'en trouvent particulièrement bien.

A Bourbonne, dont les eaux sont encore plus chlorurées et plus chaudes, on enverra les rhumatisants qui ont besoin d'une stimulation générale plus vive suscitant dans les foyers inflammatoires périarticulaires des hypérémies actives et entraînant par la suite des actions résolutives, libératrices et réparatrices. Bourbonne est la station des états les plus chroniques, des arthrites plastiques, ankylosantes, ou des vieilles hydarthroses. Elle aide à la réduction des hyperostoses, des nodosités d'Héberden. Elle combat les atrophies consécutives aux arthrites, les névrites qui en dépendent.

Les eaux d'Évaux exercent une action nettement sédatives sur les phénomènes douloureux du rhumatisme chronique, mais elles calment sans déprimer et leur action tonique est aussi indéniable que leur action sédative. Elles conviennent surtout aux rhumatisants chroniques ou goutteux, un peu torpides, qui ont besoin d'être calmés et tonifiés. Il faut éviter d'y envoyer les artérioscléreux hypertendus.

Sur Néris, on dirigera surtout les rhumatisants d'origine tropho-névrotique, ceux qui se manifestent par des douleurs particulièrement rebelles, avec insomnie, excitation du système nerveux. On évitera d'y envoyer les déprimés, les malades atteints de fatigue générale. La cure y consiste surtout en bains prolongés.

Les eaux de Plombières seront réservées à certaines

formes de douleurs périarticulaires prolongées coïncidant avec des troubles intestinaux d'origine spasmodique.

A Luxeuil et à Saint-Nectaire, on enverra des formes légères, des arthralgies prolongées sans modification des tissus.

A Lamalou-les-Bains, on enverra les rhumatisants chroniques présentant également des algies diverses. Ses eaux très sédatives conviennent surtout aux malades excitables, éréthiques, chez lesquels il faut surtout amener le soulagement de la douleur.

Dans le département de l'Hérault, non loin de Lamalou, se trouvent les eaux chlorurées sodiques chaudes de Balaruc. Les bains de boue constituent la base du traitement.

Ces boues médicales sont préparées avec de la vase extraite de l'étang de Thau. Cette vase est déposée ensuite, avant son emploi, dans le courant de l'eau thermale, pendant plusieurs mois. Les boues ne sont utilisées qu'en applications locales.

Les bains de boue constituent contre le rhumatisme chronique un agent de révulsion, de dérivation, de décongestion et, par le fait même, de résolution.

Les bains de boue de Balarux s'adressent aus sujets mous, torpides, lymphatiques ou très anémiés.

Nous avons terminé, Messieurs, cette énumération forcément incomplète des indications hydro-minérales dans les maladies de la nutrition : diabète, goutte, obésité, rhumatisme chronique.

Chemin faisant, nous avons parlé de quelques indications climatiques ; mais c'est dans cet ordre d'indications qu'il faut, encore plus que dans les indications thermales, tenir compte du malade lui-même et non pas seulement de la maladie diathésique dont il est atteint. La réaction de chacun d'eux est sous la dépendance d'un si grand nombre de causes accessoires qu'il ne sera pas trop de toute la sagacité du médecin, de tout son savoir et de toute son intelligence, pour donner le conseil voulu, celui pour lequel son malade ne lui en voudra pas.

Permettez-moi aussi de vous dire qu'il devra faire un choix non moins judicieux du médecin qui dirigera la cure.

Je sais bien qu'il n'aura que l'embarras du choix ; mais ce n'est pas le moindre des embarras, car le médecin traitant connaît le plus souvent très bien son malade, je veux dire son degré de résistance, sa sensibilité, son irritabilité, le régime qu'il peut et doit supporter. Le bien-être du malade, la réussite de sa saison exigent la collaboration intime des deux médecins. Elle est fort heureusement, dans la circonstance, des plus faciles à réaliser.

Il faudra aussi que le malade sache que l'on devra, suivant les circonstances, abréger ou prolonger la durée de sa cure, la lui supprimer même parfois après un essai infructueux, lui demander parfois de la recommencer la même année ou l'année suivante. Ce sont là des facteurs à ne pas négliger.

Je vous remercie, Messieurs, d'avoir bien voulu écouter cette leçon. J'espère qu'elle vous sera parfois profitable. Dans tous les cas, j'apprécie hautement l'honneur qui m'a été fait.

Imprimerie de " *L'Expansion Scientifique Française* "

23, rue du Cherche-Midi, Paris

9 782329 178714